EMPOISONNEMENT.

DISCUSSION

MÉDICO-LÉGALE

DES FAITS

RÉSULTANT DE L'INSTRUCTION ET DES DÉBATS DEVANT LES COURS D'ASSISES
DE LA HAUTE-LOIRE ET DU CANTAL,

DANS

L'AFFAIRE ARDAILLON,

PAR

M. JULES BARSE.

Chimiste-expert en matière civile et criminelle.

A Paris,

CHEZ LABÉ, LIBRAIRE DE LA FACULTÉ DE MÉDECINE;

A Clermont-Ferrand,

CHEZ PEROL, LIBRAIRE, RUE BARBANÇON, 2.

1847.

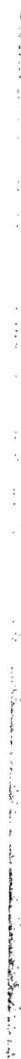

DISCUSSION

MÉDICO-LÉGALE

DES FAITS

RÉSULTANT DE L'INSTRUCTION ET DES DÉBATS DEVANT LES COURS D'ASSISES
DE LA HAUTE-LOIRE ET DU CANTAL.

DANS

L'AFFAIRE ARDAILLON.

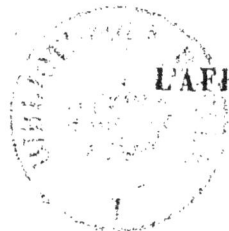

Le procès Ardaillon, qui vient d'être jugé pendant la dernière session des assises du département du Cantal, est une de ces causes dans lesquelles on trouve matière à de profondes méditations : les questions les plus exceptionnelles et les plus délicates de l'instruction criminelle s'y sont présentées en nombre. L'*Ami de la Charte*, dans son nº du 12 juin, a fait de ce procès un compte-rendu minutieux, mais insuffisant, pour faire ressortir l'enseignement qu'il porte.

Je me propose de faire l'examen de l'affaire Ardaillon, en me plaçant au point de vue que j'ai adopté dans mes bulletins mensuels de médecine légale de la *Gazette des Tribunaux*, c'est-à-dire qu'en professant le plus grand respect pour les personnes dont j'aurai à discuter les actes, je garderai toute mon indépendance dans la manifestation de mon opinion, quant aux principes.

Faits. — Vital Pascal est saisi, le 6 mars 1846, de symptômes violents d'empoisonnement; il est en proie à des vomissements incessants, à des déjections alvines; il attribue sa maladie à du poison; un médecin, appelé dès le second jour auprès de lui, reçoit cette confidence et la traite comme victime d'un empoisonnement. Après dix jours de souffrances horribles, cet homme meurt. Un pot dans lequel une soupe lui avait été envoyée aux champs, est conservé d'abord par hasard, ensuite parce qu'il pourra servir à éclaircir le mystère de cette maladie, qui s'est déclarée spontanément après l'usage de cette soupe.

Une instruction commence : l'autopsie est ordonnée. Le pot qui a contenu la soupe et les viscères de Vital Pascal sont expédiés à des experts, sans les faire suivre d'aucuns renseignements sur les symptômes de la maladie, ni sur les circonstances qui avaient accompagné le crime. Les experts reconnaissent une inflammation violente et étendue du canal alimentaire, et quelques rougeurs sur les valvules du ventricule gauche du cœur. L'inflammation de l'estomac et d'une portion étendue de l'intestin-grêle était plus intense dans les parties supérieures, et semblait aller en s'affaiblissant au fur et à mesure qu'on s'éloignait de l'œsophage. Les portions du tube digestif qui ont une position horizontale offraient les altérations les plus prononcées. Rien du reste n'indiquait la présence d'un poison.

On procède à l'analyse chimique des restes d'aliments contenus dans le pot; on y trouve de l'arsenic en quantité, et à l'état solide. On passe à l'analyse des organes, on y recherche spécialement de l'arsenic; on ne trouve pas la moindre trace de ce poison. Le rapport des experts constate ces résultats, et s'abstient de donner aucune conclusion relativement au genre de mort de Vital Pascal.

Cette terminaison est formellement opposée à la lettre et à l'esprit de l'article 44 du Code d'instruction criminelle, lequel prescrit en effet aux officiers de santé, lorsqu'il s'agit de mort suspecte, de faire leur rapport *sur les causes de la mort et sur l'état du cadavre*; cependant la procédure, sous le rapport médico-légal, n'en paraît pas moins suffisante à M. le juge d'instruction, l'affaire suit son cours, et c'est en cet état qu'étayée de nombreuses preuves morales, elle arrive devant le jury.

A l'audience, les experts reproduisent leur rapport qui se termine par des conclusions nulles : les débats se déroulent, les experts qui y ont assisté sans autre caractère que celui de *témoin*, sont rappelés en *témoignage* : on leur demande une opinion sur ce qu'ils viennent d'entendre sans mission expresse, et alors ils posent sans hésitation cette conclusion nouvelle : *Vital Pascal est mort empoisonné*. Le défenseur fait remarquer les différences qui existent entre la déposition orale et la déposition écrite. « On peut, » dit-on, lui répondre *qu'il est logique d'être réservé quand on est* » *incomplètement informé, et d'affirmer avec énergie lorsque la lumière* » *venue de toutes parts a dissipé tous les doutes.* »

Etrange procédure !

Un juge instructeur charge des experts de rechercher le genre de mort d'un individu; il refuse à ces mandataires les moyens les plus précieux d'arriver à cette découverte. Tout, jusqu'aux renseignements sur la maladie, leur est soigneusement caché.

Les experts, en recevant une mission aussi délicate, s'aperçoivent de la pénurie des moyens mis à leur disposition; ils réclament, on insiste dans le refus; ils consentent à passer outre.

Ces experts, sur le vu de leur analyse au moment de dresser un rapport, reconnaissent qu'ils n'ont aucune lumière pour décider la question; ils demeurent sans conclure, leur expertise est close; leur procès-verbal est déposé; puis à l'audience, au lieu de rester fidèles à leur rapport, dans leur déposition de témoins, ils puisent, sans être constitués en état de nouvelle expertise, ici et là, dans les dépositions qu'ils entendent bénévolement, les éléments de certitude qu'a refusés l'expertise légale; ils formulent des conclusions : et lesquelles !

Étrange procédure, étrange discussion :

Au défenseur qui réclame à bon droit le bénéfice de l'expertise, attendu qu'aucune autre n'est venue infirmer la première, la seule, l'expert répond que *la lumière vient d'être faite* pour sa conviction jusqu'alors restée dans les ténèbres ; et l'avocat du roi réplique : « *qu'il est plus savant que M. Orfila, et que si les grandes* » *autorités médicales nient la certitude de l'empoisonnement, il affir-* » *me, lui, cet empoisonnement, parce qu'il est prouvé que Pascal a* » *pris du poison.* »

Ces faits constituent à nos yeux envers les règles judiciaires autant d'infractions que nous allons tâcher de rendre sensibles. Pour n'être point soupçonné de nous être formé des principes pour la circonstance, nous procéderons le plus souvent possible par citations authentiques.

Discussion. — Le premier grief, nous l'imputons au magistrat instructeur de l'affaire : il a caché aux experts l'origine des matières soumises à leur analyse ; il a refusé tous renseignements propres à les guider dans leurs opérations. Nous ne comprenons pas l'intention qui conduit à mettre sur les pièces de conviction des chiffres au lieu de noms, et à supprimer les documents les plus propres à faciliter les recherches. Nous attribuons à la magistrature des sentiments trop élevés pour supposer qu'elle agisse ainsi par mesure de prudence contre les experts qu'elle choisit ; il y aurait une contradiction si flagrante entre la confiance qu'on accorde et celle qu'on refuse, que l'aveu seul d'une semblable précaution entacherait de nullité l'expertise dans l'opinion des hommes sérieux.

Ce ne peut donc être que parce qu'on croit inutiles, pour des experts qui ont la science avec eux, ces éléments vulgaires de recherches qu'on s'abstient de les transmettre. Eh bien ! nous dirons à la magistrature que le chimiste, fût-il toujours éminemment habile comme dans l'espèce, s'il n'est pas renseigné sur le genre de poisons qu'il doit avoir en vue, s'il ne sait rien de l'affaire, doit prévoir la possibilité de l'existence de l'un ou de plusieurs poisons parmi tous les poisons connus ; dès lors, quoi qu'il fasse, il consomme successivement des fractions d'organes en détail, en recherchant chaque classe de poisons imaginables ; dans chacune de ces fractions, il divise par conséquent autant de fois la possibilité de rencontrer celui qui existe ; il ne trouvera pas, en effet, dans cinq fois cent grammes analysés séparément, ce qu'il aurait trouvé dans cinq cents grammes analysés d'un seul coup. La matière n'est divisible à l'infini que par la pensée. Il vient un moment où, physiquement, elle devient impalpable, invisible. Rien ne nous apprend que dans l'affaire Ardaillon, en procédant sur des quantités plus fortes, on eût obtenu des résultats différents ; mais aussi rien ne prouve le contraire.

Il y a plus : si le juge d'instruction eut transmis le dossier aux experts, ces derniers auraient su qu'on avait laissé dans le cercueil des organes essentiels pour l'analyse ; ils auraient circonscrit leurs travaux, et surtout ils auraient provoqué la recherche des matières de vomissements et de déjections de la victime, matières qu'un médecin imprudent avait laissé jeter, quoiqu'il traitât un empoisonnement.

« Une ordonnance doit porter qu'il sera remis aux experts » les procès-verbaux d'exhumation, d'autopsie, de première ex- » pertise, de perquisition à domicile, en un mot toutes les pièces » de la procédure qui peuvent fournir des renseignements utiles » dans la question de toxicologie, et notamment tout ce qui con- » cerne l'invasion, la nature, la marche, la durée de la ma- » ladie (1). »

Les experts, avons-nous dit, en recevant la mission délicate de faire un rapport sur le genre de mort de Vital Pascal, s'aperçoivent immédiatement du peu de moyens mis à leur disposition. Ils demandent des renseignements, on leur refuse toute explication. Ils n'en continuent pas moins l'expertise : tel est le second grief que nous soulevons :

Selon nous, dès que ces Messieurs avaient reconnu l'importance de documents plus nombreux, ils devaient insister pour les obtenir, ou bien déposer le mandat qu'on avait cru devoir leur confier, et qu'ils prévoyaient ne pouvoir remplir qu'à demi. Entre le juge et l'expert, l'homme compétent, pour le choix des moyens d'expertise, c'est l'expert et non le juge. En faisant appel aux gens de l'art, le magistrat invoque, en vertu du texte de l'article 43, le ministère de personnes présumées par leur état, par leurs études, capables d'éclairer la justice quand les lumières dont elle dispose sont insuffisantes. Un juge qui prétend réglementer des experts dans leurs actes, l'expert qui se laisse mesurer les éléments d'expertise par le juge, sont l'un et l'autre hors de leur devoir et ne remplissent pas le vœu de la loi. La loi prescrit à l'un de s'abstenir et d'invoquer des hommes spéciaux; il le fait, puis il ose imposer ses ordres; la loi prescrit à l'autre de suppléer, en honneur et conscience, à l'impuissance du juge; puis il pactise avec cette prescription formelle, il fléchit sous l'influence de ce juge inexpérimenté : « L'ordonnance d'expertise est l'acte de transi- » tion d'un pouvoir judiciaire à un autre pouvoir judiciaire. Lors » de cet acte, le juge instructeur finit, l'expert commence (2). » Les experts doivent avant tout examiner s'il leur est possible de » répondre sur tous les points de la commission, et doivent indi- » quer, en cas de négative, quels sont les éléments complémen- » taires que la justice devra leur fournir (3). »

Pour n'avoir point persisté dans leur louable démarche afin d'obtenir les documents qui leur manquaient, les experts, au moment de dresser leur rapport, sont demeurés sans conclure. Ils n'ont rien décidé sur le genre de mort de Vital Pascal. Cette con-

---

(1) *Manuel de la cour d'assises*, page 167.
(2) *Idem*, page 171.
(3) *Idem*, page 167.

séquence était naturelle. La première faute résultant du refus du juge instructeur entraînait la seconde; mais alors le procès-verbal d'expertise, dans ses vices et vertus, une fois clos, devait rester tel quel; personne n'avait le droit d'y rien ajouter ou d'y rien retrancher. Le respect absolu du texte des actes judiciaires est une précieuse garantie de l'ordre social.

Loin de nous la pensée de refuser au juge le droit d'ordonner un supplément d'opérations, et à l'expert de reprendre son œuvre en vertu d'un nouveau mandat; mais, sauf ce moyen légal, le résultat de l'expertise est sacré.

Aussi, reprochons-nous aux gens de l'art leur conduite lors de leur déposition devant la cour d'assises. Leur rôle était naturellement tracé par leur assignation de témoin : Ils étaient appelés à rendre compte des opérations dont ils avaient été chargés, rien de plus, rien de moins : tout au plus ils pouvaient se charger de nouvelles opérations en cas de nécessité. Or, comment ce rôle a-t-il été compris? L'expert, sans convoquer ses collègues, sans prêter d'autre serment que celui de témoin, a consenti à écouter avec religion, à méditer, dans son honneur et conscience, tous les faits révélés au jury par les autres témoins; séance tenante, il a fait des réflexions sages et suffisantes, puis il a formulé avec énergie des conclusions diamétralement opposées à celles de son rapport écrit.

Faut-il rendre l'homme de l'art responsable de ce fait que nous osons qualifier d'énormité? N'est-il pas plus juste de demander à la cour d'assises elle-même compte de cet oubli des règles de la procédure. Le médecin n'est pas jurisconsulte; il ne se fait point juge de l'opportunité de ses réponses, surtout quand c'est un magistrat de l'ordre supérieur qui le questionne.

Précisons le fait dans sa simplicité; le voici : Le rapport d'expert déclare qu'il ne peut indiquer aucune cause des désordres signalés pendant l'autopsie. Le témoin qui est appelé à répéter cette conclusion procède à une vérification nouvelle, à une appréciation nouvelle, de dépositions entièrement nouvelles pour lui; il tire de ce travail nouveau des conclusions nouvelles; tout cela devant la cour d'assises, et la cour tient cette procédure pour bonne.

Comment alors concilier l'avis de la cour du Cantal avec celui que la cour de cassation a donné précisément dans la même affaire, et que nous allons citer textuellement?

L'affaire Ardaillon, avant d'être portée devant la cour d'assises du Cantal, avait été jugée au Puy. Sur l'appel de l'accusé, la cour de cassation rendit l'arrêt suivant, en date du 8 avril dernier :

« Vu l'article 44 du Code d'instruction criminelle,

» Attendu, en droit, que cet article établit la nécessité d'un serment spécial à prêter par les personnes appelées en justice pour » y procéder à *un examen, à une vérification ou à des opérations*

» *quelconques*, qui exigent des connaissances spéciales, et pour
» en faire ensuite leur rapport et donner leur avis ;
» Que ce serment diffère de celui que doivent prêter les témoins ;
» qu'il est le même devant quelque juridiction que les experts
» soient appelés, tandis que celui des témoins varie suivant la ju-
» ridiction, ainsi que cela résulte des articles 75, 155, 317 du
» même Code ;
» Attendu, dès lors, que le serment prêté par un témoin ne peut
» suppléer à celui qu'il aurait dû prêter comme expert, s'il a été
» chargé, à ce dernier titre, d'un examen, d'une vérification ou
» d'une opération quelconque ;
» Attendu que les dispositions de la loi concernant l'affirmation,
» sous la foi d'un serment déterminé, des rapports ou des témoi-
» gnages produits en justice, sont substantielles et doivent être ob-
» servées à peine de nullité ;
» Attendu, en fait, que, sur la demande de l'avocat de l'ac-
» cusé, le président a rappelé les sieurs Giraud et Aubergier, *ex-*
» *perts chimistes*, déjà entendus comme témoins à l'audience, et
» les a interrogés sur le point de savoir si l'arsenic collé aux pa-
» rois du vase est opaque ou vitreux ; que les chimistes ont de-
» mandé qu'il leur fût accordé quelques instants pour se livrer à
» un examen qui les mît dans le cas de répondre utilement à la
» question posée ; qu'alors le président suspendit la séance pen-
» dant une demi-heure, et qu'après il fit appeler MM. Aubergier
» et Giraud et les invita à s'expliquer sur la question qui leur avait
» été posée ; que l'un des chimistes a fait son rapport duquel il
« résulte que l'arsenic dont il s'agit était de l'arsenic opaque ;
» Attendu qu'il résulte de ces constatations que les sieurs Gi-
» raud et Aubergier ont procédé comme experts à un examen et ont
» fait un rapport à l'audience ; que cependant il n'est fait aucune
» mention du serment qu'ils auraient dû prêter comme experts
» de faire leur rapport en honneur et conscience ; attendu que
» le serment qu'ils avaient prêté comme témoins ne saurait tenir
» lieu de ce serment spécial qu'ils devaient prêter en qualité d'ex-
» perts ; que cette omission du serment prescrit par l'article 44
» constitue une violation formelle de cet article,
» Par ces motifs, casse, etc. »

Par cet arrêt, la cour suprême fait preuve de respect absolu,
servile peut-être, pour le texte de la loi. Quel est l'homme, en
effet, qui pourrait élever l'ombre d'un doute contre celui qui af-
firmerait que l'examen et la réponse des chimistes ont été d'une importance nulle dans la décision du jury ? Certes, s'il est permis à
un président d'assises de poser à des hommes de l'art présents à
titre de témoins, une question quelconque en dehors de celles qui
ont été traitées par ces messieurs lors de leurs fonctions d'experts, le président des assises du Puy devait se croire en droit de
faire répondre à un renseignement aussi simple demandé par l'a-
vocat.

Mais non : l'objet de l'examen fait par le témoin Aubergier est futile, sans portée aucune, soit. Qu'importe! la loi veut qu'un témoin reste témoin, la cour casse.

Et nous applaudissons d'autant plus vivement à l'arrêt qui vient d'être cité, que personnellement nous avons eu, dans cette même affaire Ardaillon, à soutenir contre M. le procureur du roi du Puy les principes qu'il consacre. Nous avions été appelé comme témoin au Puy ; n'ayant pris aucune part aux opérations chimiques, nous exprimâmes notre surprise de cette citation. M. le procureur du roi nous annonça que, jugeant possible notre intervention pendant les débats, il avait pris le parti de nous faire assigner pour nous avoir à la disposition de la cour. Nous exposâmes que si l'on nous assignait comme *expert*, nous serions prêt à accepter, mais que si l'on persistait à nous tenir pour *témoin*, nous répondrions que nous ne savions rien et n'avions rien à dire de l'affaire Ardaillon. — Mais, répliqua le magistrat, nous accepterons cette réponse qui est naturelle, puis nous requerrons que, témoin, vous restiez présent aux débats ; nous vous interrogerons ensuite sur ce que vous aurez entendu. — Nous crûmes devoir persister dans notre refus, en alléguant des motifs que nous retrouvons aujourd'hui dans le texte de l'arrêt de cassation.

Selon nous, les gens de l'art ne devraient cesser leur mandat d'expert qu'après la clôture du débat oral en cour d'assises. Des raisons nombreuses appuient notre opinion et ont été développées dans le *Manuel de la cour d'assises*. Dans l'espèce, n'est-il pas vrai que les experts n'ont achevé leur œuvre qu'à l'audience, tant au Puy, quand ils ont recherché la qualité de l'arsenic, qu'à Saint-Flour, quand ils ont décidé la question de l'empoisonnement ? Pourquoi donc les avoir tenus pour des témoins et leur avoir fait prêter serment en cette qualité ? Eh bien ! dans la plupart des cas, les gens de l'art sont appelés à sortir de leur rôle comme ils l'ont fait ici.

Sous un autre point de vue, l'esprit ne répugne-t-il pas à croire que la magistrature est en droit de saisir, par une assignation à témoin, assignation obligatoire, tout homme de la science d'un point quelconque du territoire, de Paris, par exemple, et de l'arracher ainsi à ses travaux pour le transporter au loin, dans la simple prévision que son concours pourra être utile, s'il y a lieu, à une expertise ? La justice doit-elle procéder ainsi par voies indirectes, hypothétiques ? Tout, au contraire, dans une procédure, ne doit-il pas être marqué d'un cachet de franchise, être parfaitement défini, régulier ? Vous croyez avoir besoin d'un expert, appelez un expert, et ne donnez pas la qualité forcée de témoin à un citoyen qui ne sait rien du procès dont il s'agit et qui peut-être rien voudra n'en savoir.

Jusqu'ici nous avons puisé dans la procédure ; nous arrivons à un point purement scientifique, sur lequel nous appelons toute l'attention de nos lecteurs. Vital Pascal a vécu dix jours après avoir mangé la soupe arsenifère à laquelle on attribue sa mort.

L'analyse de ses organes n'a fourni aucune trace d'arsenic. Cependant les experts, après avoir entendu les débats, n'ont pas hésité à déclarer que Vital Pascal était mort empoisonné par l'arsenic.

« Les toxicologistes ont eu d'ordinaire à se défendre des attaques dirigées contre eux toutes les fois que leurs analyses n'ont produit que des proportions excessivement minimes de poison.

» Les rapports fondés sur l'analyse chimique des infiniment petits, dit M. Worbe, obtiennent peu de considération en justice. Si c'est avec raison que les juges les repoussent en définitive, les experts ne doivent pas y attacher autant d'importance dans le principe. Le médecin doit singulièrement se garantir de toute illusion scientifique. — Si, pour découvrir la matière présumée du crime, vous n'en recueillez que quelques parcelles, si vous ne pouvez à l'œil nu la reconnaître absolument et exclusivement à toute autre, si vous ne la trouvez que par des réactifs, méfiez-vous de la science et de vous-même, et tremblez de prononcer qu'il y a eu empoisonnement, parce que vous avez été affecté de telle odeur, que tel métal aura subi telle altération à sa surface, et que vous aurez obtenu tel précipité. Ces expériences ne conduisent pas nécessairement à la vérité, et surtout à la vérité légale.

» M. Worbe, et comme lui beaucoup de gens du monde, ne sait pas que entre les parcelles qu'on peut reconnaître absolument et exclusivement à l'œil nu, et les quantités infinitésimales de l'homéopathie, il y a tout un vaste champ dans lequel la chimie procède d'une manière aussi sûre, aussi claire, aussi mathématiquement certaine que le métallurgiste qui opère sur des masses de métal; aussi, sommes-nous loin de partager ses craintes et de conseiller la défiance qu'il tâche d'inspirer contre la toxicologie des infiniment petits.

» Mais nous avons toujours voulu, et nous voudrons toujours avec tous les toxicologistes, avec la magistrature, avec le barreau, avec le jury, nous voulons que la première preuve à produire dans l'empoisonnement par une substance minérale soit la découverte d'une quantité quelconque de poison dans les organes de la victime; nous voulons que l'expert, quand son analyse constate qu'aucune trace de poison n'existe dans ce cadavre, s'abstienne de décider que la mort a eu pour cause ce poison qu'on ne montre pas, qui n'existe pas; nous voulons qu'il soit avéré que dans l'empoisonnement aigu par les substances minérales, jamais la mort ne surviendra par l'effet de ces substances, après l'élimination complète du poison qui l'aura causée; nous voulons, en un mot, que la mort, si elle survient après l'expulsion totale du poison primitivement ingéré, soit attribuée cent fois à tort à des affections consécutives indépendantes de l'action antérieure et impuissante de la matière vénéneuse, plutôt que de venir affirmer par la science que tel est mort en quelque sorte *guéri* de l'intoxication qu'il avait subie, en d'autres termes, que ce vieil adage : *sublatâ causâ, tollitur effectus*, est faux en matière d'empoisonnement. »

Cette argumentation, nous ne l'inventons pas pour les besoins de cette cause, nous venons de reproduire textuellement un passage de notre revue de *Médecine légale*, insérée dans la *Gazette des Tribunaux*, du 26 février 1846. Nous ferait-on le reproche d'être trop exigeant dans nos principes sur les éléments de certitude ? Que dira-t-on alors de M. *Mallagutti*, l'un des noms qui assurément font grande autorité dans la science ? Dans l'affaire *Jeanne Bertin*, jugée, le 19 novembre 1845, devant la cour d'Ille-et-Vilaine, ce chimiste expose « que, malgré la découverte de l'arsenic dans » certaines parties du tube intestinal, il se refuse à conclure à » l'empoisonnement ; que, pour que l'arsenic ait été une cause » évidente de la mort, il faut, ainsi que la science l'enseigne, » qu'on le trouve localisé dans certains organes, par exemple dans » le foie, dans la rate. Ces observations ont été faites dans le rap- » port même d'expertise. »

Dans le procès Lafarge, la question suivante fut posée à M. Orfila : *Peut-il arriver qu'un individu soit mort empoisonné par une préparation quelconque, et qu'on ne trouve plus la moindre trace du poison, soit dans le canal digestif, soit dans les organes où la préparation avait été portée par la voie de l'absorption ?* M. Orfila répondit ainsi :

« Le composé arsenical peut avoir été *entièrement* expulsé du canal digestif par les vomissements et par les selles, si les évacuations ont été abondantes, si le malade a pris une quantité considérable de liquide, surtout lorsque le poison a été administré dans un véhicule. Si la préparation arsenicale avait été donnée en poudre très-fine, et qu'elle fût insoluble ou peu soluble comme l'acide arsenieux, il faudrait, pour qu'elle fût expulsée en entier, que les vomissements et les selles eussent été excessivement abondants, et souvent réitérés. Quant à la portion absorbée et portée dans tous nos tissus, il est avéré qu'au bout d'un certain nombre de jours qu'il me serait impossible de préciser, il n'en reste plus la moindre trace dans les tissus. L'expérience prouve qu'avec le temps, le sang, ainsi que tous nos organes se débarrassent par les voies urinaires, et peut-être aussi par d'autres voies excrémentielles, du poison arsenical qui était arrivé jusqu'à eux. Voici une preuve incontestable de ce fait : que l'on empoisonne deux chiens, en appliquant sur la partie interne de la cuisse de chacun d'eux dix centigrammes d'acide arsenieux en poudre fine. Que l'on abandonne l'un de ces animaux à lui-même, et qu'après la mort, qui aura lieu 30 ou 40 heures après l'empoisonnement, on analyse ses viscères, *on en retirera de l'arsenic*. Que l'autre chien soit au contraire soumis à l'action de médicaments diurétiques puissants, s'il urine abondamment, il sera *guéri* au bout de quelques jours, et son urine renfermera à chaque instant des doses appréciables d'arsenic. Si, dix ou douze jours après le commencement de l'expérience, *quand cet animal est parfaitement guéri de l'empoisonnement,* on le *pend*, *et qu'on analyse les organes*, on *n'y découvre plus la moindre trace d'arsenic.* D'où il suit que l'expert commettrait une erreur grave, si n'ayant pas retiré des organes d'un individu soupçonné mort empoisonné, et qui aurait vécu plusieurs jours, il concluait qu'il n'y a pas eu empoisonnement (1). *Il ne pourrait sans doute pas affirmer que l'homme est mort empoisonné*, mais encore une fois, il devrait bien se garder d'établir le contraire; il faudrait dans ce cas tirer parti des symptômes, des lésions de tissus et du commémoratif, pour arriver à une conclusion qui *pourrait rendre l'empoisonnement plus ou moins probable.* » (Orfila : *Traité de Toxicologie.*)

De tous les auteurs sérieux en cette matière, personne plus que celui que nous venons de citer ne laisse plus de latitude à l'homme de l'art placé en face de l'absence du poison dans le corps de la victime. *Plenck* est absolu à l'endroit de la découverte de l'agent délétère; *Belloc, Fodéré Marc* restreignent comme M. *Orfila* à des probabilités, la valeur des conclusions à produire en pareille occurrence.

Cette doctrine tutélaire, si complètement morale, reçoit, du reste, le plus puissant appui de l'expérience. Voyez dans l'exemple cité plus haut : que faut-il pour que le poison ne se trouve plus dans le corps du chien qui a été soigné? Il faut que cet animal *ait été guéri* de l'empoisonnement et qu'on ait été forcé de le pendre pour le tuer, à la suite de cette intoxication vaincue par la nature et par les médicaments.

Rien, dans la science, n'autorise un expert à déclarer que dans l'empoisonnement par l'arsenic, la nature a dû succomber sous l'énergie des symptômes consécutifs, dans le combat qu'elle avait livré au poison, partout, dans l'intestin, dans le sang, dans les viscères internes; combat partout victorieux, décisif, car l'ennemi a été expulsé en totalité des organes.

Donc pour l'homme qui doit procéder de par la science dans ses appréciations, il n'y avait pas preuve que Vital Pascal fût mort empoisonné. La sagesse imposait aux experts une persistance inébranlable dans la modération des conclusions premières.

Mais en présence de ces révélations accablantes faites par les témoins devant la cour d'assises, vous voulez, dira-t-on, que l'expert seul reste sans conviction, quand l'auditoire entier, magistrats, jurés et public, ont l'évidence d'un crime monstrueux devant les yeux? Eh mon Dieu! nous ne voulons qu'une chose, c'est qu'en présence de faits évidents, un savant ne se croie pas muni d'organes plus parfaits que ceux du commun des hommes, et qu'il s'abstienne dès lors de paraphraser des dépositions qui n'ont besoin d'aucuns commentaires.

Est-il besoin, en effet, d'être savant pour croire qu'un individu a été empoisonné dans le sens de l'article 301 du Code pénal, quand il est avéré qu'il a pris du poison? En intervenant, quand ses connaissances spéciales sont inutiles à la conviction d'autrui,

---

(1) Le terme d'empoisonnement est pris ici pour synonyme d'ingestion, pendant la vie, d'une substance capable d'occasionner la mort.

il s'expose à s'entendre discuter, contredire; et, dans les cas où la science lui apprend que l'empoisonnement n'est pas démontré, à voir répliquer que le bon sens apprend au vulgaire que l'empoisonnement est certain, attendu que la victime a pris du poison.

Or, M. l'avocat du roi, qui a si vertement appliqué cette réponse à la théorie du défenseur d'Ardaillon, n'aurait certes pas manqué d'en écraser l'expert, si celui-ci, trouvant dans le récit des circonstances de la maladie de Vital la preuve que la mort devait être attribuée à une cause manifestement autre que l'ingestion de l'arsenic déjà expulsé, se fût permis d'avancer que ledit Vital Pascal n'était pas mort empoisonné.

Pour le magistrat, il y a empoisonnement toutes les fois qu'il y a eu *attentat à la vie d'une personne par l'effet de substances qui peuvent donner la mort, plus ou moins promptement, de quelque manière que ces substances aient été employées ou administrées, et quelles qu'en aient été les suites.*

Mort ou guérison, peu importe à l'application du sens de l'article 301, tandis que pour le médecin, pour le toxicologiste, tel n'est point le sens du terme d'empoisonnement. Nous avons consacré dans le *Manuel de la cour d'assises* plusieurs chapitres à la démonstration de la différence de ces deux points de vue, et du danger d'employer ce terme sans lui donner une définition expresse. Nous ne reproduirons pas notre argumentation; nous avons déjà outrepassé la mesure d'une revue et peut-être épuisé l'attention du lecteur.

24 juin 1847.

JULES BARSE.

(Extrait de l'*Ami de la Charte* des 23 et 26 juin 1847.)

*A monsieur le rédacteur de l'*Ami de la Charte.

Monsieur le rédacteur,

Messieurs les experts qui ont opéré dans le procès Ardaillon qualifient de *roman* (1) l'exposé des faits sur lequel repose ma discussion.

Cette accusation d'infidélité est le seul argument sérieux de la réponse de mes contradicteurs. Cette accusation n'est pas fondée : mon récit est vrai, mon argumentation est logique.

L'*Ami de la Charte* du 12 juin est la source à laquelle j'ai puisé fidèlement. Le compte rendu de l'affaire Ardaillon inséré dans ce numéro contient *tout* ce que ces messieurs considèrent comme *autant d'erreurs* de ma plume.

---

(1) MM. les experts avaient fait une réponse dans l'*Ami de la Charte* des 3 et 7 juillet. Quant à cette lettre, elle est restée sans réplique.

Je mets messieurs les experts en demeure d'attaquer l'article du 12 juin, d'affirmer qu'il est infidèle et qu'il leur est étranger. Je termine en répétant que, pour avoir appliqué à une question actuelle les doctrines que j'ai imprimées depuis deux ans, je n'ai pas cessé d'avoir le plus grand respect et la plus grande considération pour la personne et le mérite de ceux dont j'ai discuté les opinions scientifiques avec toute conviction.

Recevez, etc.

JULES BARSE.

COMPTE-RENDU DE L'AMI DE LA CHARTE

DU 12 JUIN 1847.

COUR D'ASSISES DU CANTAL.

Présidence de M. de Fréminville.

Cette affaire a présenté plus d'un genre d'intérêt. Sous le rapport de la médecine légale, elle a soulevé des questions neuves et offert des circonstances qui se sont produites pour la première fois dans un procès juridique. Un individu avait succombé après avoir pris une soupe renfermant une quantité notable d'acide arsenieux; son corps n'a offert aucune trace de substance vénéneuse. On sait actuellement que, dans les cas où les malades résistent aux premières atteintes du poison, l'organisation s'en débarrasse par diverses voies et surtout par la sécrétion urinaire. Le temps, pendant lequel cette élimination peut s'effectuer, n'est pas encore bien déterminé et n'est peut-être pas susceptible de l'être d'une manière rigoureuse, à cause de la diversité des tempéraments et de la variabilité de la réaction vitale. Dans l'espèce qui nous occupe, dix jours ont suffi pour faire rejeter hors du corps, soit à l'aide de déjections abondantes, soit à l'aide des sécrétions, une quantité considérable d'arsenic ingéré.

Les paysans de la Haute-Loire, qui travaillent dans les bois, ont l'habitude de porter dans un pot le bouillon qui doit servir à la nourriture de la journée. Une main criminelle avait déposé de l'arsenic dans un de ces vases; une portion du bouillon fut décantée pour préparer la soupe du matin, qui ne donna lieu à aucun accident; mais au second repas, la soupe avait un goût détestable et ne put être mangée qu'en partie; bientôt après se manifestèrent des vomissements violents et tous les symptômes de l'empoisonnement. L'arsenic étant très-peu soluble, surtout à froid, il est facile de comprendre comment la partie supérieure d'un liquide glutineux, invisqué de matières grasses, a pu ne subir aucune altération, tandis que la partie inférieure restait seule en contact avec la substance vénéneuse. D'ailleurs, en supposant que la première partie du bouillon renfermât quelques parcelles d'arsenic, on connaît plusieurs cas très-remarquables dans lesquels les premiers symptômes de l'empoisonnement ne se sont manifestés que sept à huit heures après l'ingestion du poison, pris en quantité considérable. Ces circonstances n'en ont pas moins fait naître une controverse toute naturelle. Résumons sommairement les faits.

Le 20 mars 1846, MM. Peghoux, Aubergier et Giraud furent commis par le juge d'instruction de Brioude pour examiner des vases renfermant des restes d'aliments mélangés d'une substance blanche, qui fut reconnue pour être de l'acide arsenieux, et les viscères extraits du cadavre du nommé Vital Pascal que l'on supposait être mort empoisonné. Cet envoi n'était accompagné d'aucun renseignement sur les symptômes de la maladie, ni sur les circonstances qui avaient accompagné le crime. M. Peghoux, spécialement chargé de constater les lésions pathologiques des organes, reconnut une inflammation violente et étendue du canal alimentaire et quelques rougeurs sur les valvules du ventricule gauche du cœur. Cette dernière lésion et aussi la présomption que Vital Pascal avait pris des aliments empoisonnés, faisaient naturellement croire à un empoisonnement par l'acide arsénieux. Mais, dans l'intention de ne pas devancer l'examen chimique des organes et sous l'empire d'une sage réserve, recommandée par tous les ouvrages de toxicologie, le rapport n'énonça aucune conclusion positive sur la cause des désordres. On se borna à dire que l'inflammation, par son étendue, avait été susceptible d'occasionner la mort; que l'individu avait dû être atteint subitement d'une maladie qui avait duré plusieurs jours et avait été accompagnée de vomissements et de déjections alvines répétées; que les viscères avaient appartenu à un homme fortement constitué. Toutes ces circonstances étaient vraies et ont été confirmées par les faits qui se sont ultérieurement produits aux débats.

MM. Aubergier et Giraud, dont la science et l'habileté sont suffisamment connues, ayant ensuite procédé à l'examen chimique des organes et n'y ayant trouvé aucune trace d'arsenic, M. Peghoux se mit à examiner de nouveau les notes qu'il avait scrupuleusement prises sur les altérations organiques. Il remarqua alors que l'inflammation de l'estomac et d'une portion étendue de l'intestin grêle était plus intense dans les parties supérieures et qu'elle semblait aller en s'affaiblissant au fur et mesure qu'on approchait des parties restées intactes. En un mot, les organes que l'on supposait s'être trouvés les premiers en contact avec une substance délétère avaient ressenti plus vivement son action, action qui s'était ensuite affaiblie par l'évacuation du poison ou son mélange avec les sécrétions intestinales. Ces altérations décroissantes semblaient évidemment indiquer la marche d'un poison ingéré de haut en bas et échelonner pour ainsi dire son passage. Ce n'est pas tout : les portions du tube digestif qui ont une position horizontale étaient celles qui offraient les altérations les plus prononcées, comme si elles avaient dû être en rapport avec le poison beaucoup plus long-temps que les parties verticales sur lesquelles il glissait plus vîte. Ces lésions, qui ne sont pas indiquées dans les traités de médecine légale, semblent faire espérer qu'à la suite des empoisonnements, on pourra retrouver des altérations constantes, à peu près comme dans la fièvre typhoïde on trouve toujours des ulcérations et inflammations de follicules de l'intestin. Ces recherches, poursuivies et complétées, pourront acquérir de l'importance en fournissant des signes nouveaux, à l'aide desquels on reconnaîtra plus facilement les empoisonnements, et notamment l'empoisonnement par l'acide arsénieux.

Quoi qu'il en soit, aux débats qui furent portés pour la première fois, au mois de mars dernier, devant les assises de la Haute-Loire, ces faits permirent à M. Peghoux d'aller au-delà de son rapport et de s'expliquer d'une manière plus explicite sur la grande probabilité d'un empoisonnement. En outre, tout ce qui fut articulé à ces débats, la lecture qui y fut faite du rapport du médecin qui avait vu la dernière maladie de Vital Pascal, complétèrent les preuves et donnèrent la conviction formelle d'un empoisonnement. Aux assises du mois de juin, à Saint-Flour, où l'affaire reparaissait, après avoir été cassée pour un vice de forme, cette conclusion a été posée sans hésitation, et quoique le défenseur, dans l'intérêt bien légitime de sa cause, ait cru devoir faire remarquer les différences qui existaient entre la réserve du rapport et les affirmations de la déposition orale, on peut lui répondre qu'il est logique d'être réservé quand on est incomplètement informé, et d'affirmer avec énergie lorsque la lumière, venue de toutes parts, a dissipé tous les doutes. Telles sont les principales questions de médecine légale qui ont été débattues.

Jetons un coup-d'œil rapide sur la moralité de l'affaire et sur la physionomie de l'audience.

L'accusé Ardaillon est un homme dans la force de l'âge, à la physionomie méchante, à l'œil d'oiseau de proie; ses lèvres minces sont souvent contractées. Il dissimule fortement ses impressions, qui ne se trahissent que par la rougeur ou la pâleur alternatives de son visage. Ardaillon n'était pas né dans la commune où le crime a été commis; il avait passé sa première jeunesse à s'expatrier, comme font beaucoup d'habitants de nos montagnes, qui vont exercer çà et là le métier de colporteur ambulant, ou d'autres professions plus ou moins aventureuses. S'étant fixé, à 25 ans, dans le village de Colas, arrondissement de Brioude, il y épousa la petite-nièce de Vital Pascal, honnête paysan qui jouissait de quelque aisance, et qui, en mariant sa petite-nièce à Ardaillon, lui fit donation de tous ses biens. Vital Pascal aimait beaucoup sa famille, et apportait scrupuleusement dans le ménage le fruit de son travail quotidien. Avant l'arrivée d'Ardaillon, cette famille vivait heureuse; le trouble et les dissensions intestines y pénétrèrent avec cet homme, d'un caractère querelleur. Soit qu'il eût conçu la pensée de jouir de la donation de Vital Pascal avant le terme assigné par la nature, soit que la présence de son oncle l'empêchât de dominer à son gré dans cette maison, il se livrait aux actes les plus violents. Une fois, sur le plus futile prétexte, il veut étrangler sa belle-mère; sur son oncle, tantôt il dirige le pistolet, tantôt il lève la hache. Les querelles étaient souvent entendues des voisins. Un jour qu'ils étaient accourus au bruit d'une lutte survenue entre l'oncle et le neveu, ils virent Ardaillon se calmer subitement, et dire en s'asseyant sur un banc : *C'est bien, nous verrons plus tard.* Vital Pascal, d'une grande force, en imposait à Ardaillon; cette circonstance donna sans doute une autre direction aux projets sinistres de ce dernier. « La lutte de ces deux hommes, a dit l'organe du ministère public, se serait terminée violemment si leur force avait été égale; l'infériorité physique d'Ardaillon devait nécessairement y mettre fin par le poison. » Effectivement, le 6 mars 1846, des symptômes violents d'un empoisonnement se manifestèrent chez Pascal, et pendant que toute la famille était réunie autour de lui, Ardaillon s'approcha à peine de ce lit de douleur pendant tout le cours de la maladie. Deux jours s'écoulèrent aussi avant qu'Ardaillon fût trouver un médecin, auquel, il paraît, qu'il se borna à demander une consultation insignifiante. Ce ne fut qu'au bout du quatrième jour que, cédant enfin aux sollicitations pressantes des parents et du curé de la paroisse, qu'il vint solliciter les soins du docteur Adenise de Paulhagnet. Vital Pascal mourut après dix jours de souffrances horribles.

En face de l'accusé, se trouvent aux débats tous les habitants de Colas, hommes et femmes, le curé à leur tête; tous comptent au nombre des témoins à charge. Le défenseur a tiré habilement parti de cette circonstance, en dépeignant cette population comme animée de sentiments de vengeance contre Ardaillon, par suite d'un procès qu'il leur avait intenté pour rentrer dans la possession de propriétés vendues, alors que sa femme était mineure; mais le ministère public lui a opposé l'apparence calme et sincère des dépositions, a dit que les révélations venaient moins des habitants que de la famille elle-même, que les preuves du crime se tiraient des tristes pressentiments de la victime, de ses plaintes constamment accusatrices pendant les tortures de la maladie. Il a déroulé la chaîne des faits; il l'a montrée non-interrompue depuis le premier anneau jusqu'au dernier, où figurait l'empoisonnement. Ardaillon avait eu du poison en sa possession, lui seul avait eu intérêt et des facilités pour commettre le crime. L'accusation a tiré un grand parti d'une dernière circonstance : Ardaillon, le jour du fatal événement, s'était levé avant son oncle, dont il avait blanchi le bouillon avec du lait. Chose singulière! Au même instant où les compagnons de Vital Pascal faisaient la remarque que son bouillon avait été pour la première fois blanchi avec du lait, les compagnons d'Ardaillon, dans un autre chantier, lui faisaient une observation tout-à-fait identique. *C'est vrai*, répondit Ardaillon; *notre vache a fait son veau, nous mangerons dorénavant de meilleure soupe à la maison.* Le lendemain, avant qu'aucune rumeur ne se fût encore répandue sur la cause de la maladie soudaine de Vital Pascal, Ardaillon cherchait déjà à détourner les soupçons qui pourraient l'atteindre ; il disait à ces mêmes compagnons de la veille : *Nous étions hier ensemble au travail, vous vous en rappelez ; on ne pourra pas dire que c'est moi qui ai empoisonné mon oncle.*

Les difficultés de la défense étaient grandes ; elles n'ont pas rebuté l'avocat. Dans l'hypothèse de l'empoisonnement, il a cherché à affaiblir les charges accablantes qui pesaient sur son client, à expliquer tous les faits qui lui étaient reprochés, à les interpréter à son point de vue avec un incontestable talent, à détruire les impressions défavorables que faisaient naître les antécédents de l'accusé. Dans une savante discussion médico-légale, et en s'appuyant sur le fait de l'absence du poison dans le corps de Pascal, il a contesté la réalité de l'empoisonnement, et s'est efforcé de rattacher les symptômes à une autre maladie. Il est vrai qu'avec cette bonhomie fine et railleuse qui tient au caractère auvergnat, son adversaire lui a dit : « Les grandes autorités médicales nient, suivant vous, l'empoisonnement ; eh bien ! je suis plus savant que M. Orfila, j'affirme l'empoisonnement, parce qu'il est prouvé que Pascal a pris du poison. »

Les deux adversaires étaient dignes l'un de l'autre. La lutte a été belle, et nous n'avons pas la prétention, par ces lignes tracées à la hâte, d'en donner une idée suffisante. Nous sommes encore sous l'impression de la parole de M. de Pompignat, procureur du roi à Saint-Flour. C'est un orateur du premier ordre, un logicien pressant et impitoyable. Son langage, noble et élevé, est plein de coloris. Analysant avec une patience infatigable tous les détails de cette immense affaire, les heures se passaient à l'entendre. On n'éprouvait aucune fatigue, tant on restait charmé et ravi. M. Auguste Avond, qui a déjà conquis une belle place au barreau de Paris, était venu défendre un de ses compatriotes. C'était déjà une bonne action. Nous avons été heureux d'entendre son élocution d'une entraînante facilité. Chez M. Avond, la force, on pourrait dire l'exhubérance de la pensée, ne nuit ni à l'habileté des arguments, ni à l'art de faire accepter toutes les témérités qu'il croit nécessaires à sa cause. Jeune encore, M. Avond est complétement à l'aise dans une cour d'assises. On sent qu'il est sur son terrain, et que la lutte convient à sa nature ardente et expansive.

M. de Freminville, qui avait présidé avec la fermeté bienveillante et la prudence du magistrat consommé, a fait un résumé très-remarquable de ces débats qui n'avaient pas duré moins de trois jours.

Le jury a rendu un verdict semblable à celui qui avait été prononcé au Puy. Ardaillon a été condamné aux travaux forcés à perpétuité et à l'exposition.

Clermont-Ferr., impr. de PEROL.

Ouvrages de l'Auteur :

Manuel pratique de l'appareil de Marsh, ou Guide de l'expert toxicologiste dans la recherche de l'Antimoine et de l'Arsenic, par A. CHEVALLIER, membre de l'Académie de médecine, et JULES BARSE. 1 vol. in-8°. Paris, chez Labé.

Manuel de la Cour d'assises dans les questions d'empoisonnement, par JULES BARSE, et contenant des travaux inédits sur plusieurs points de la science par M. ORFILA, doyen de la faculté de médecine. 1 vol. in-8°. Paris, chez Labé.

Monographie de l'empoisonnement par l'acide sulfurique, par MM. CHEVALLIER et JULES BARSE. In-8°. Paris, chez J.-B. BAILLÈRE.

Recueil de Mémoires présentés et lus à l'Académie des sciences de l'Institut, sur divers points de toxicologie.

Consultation médico-légale donnée à Me CHAIX d'ESTANGES, par MM. DEVERGIE, médecin légiste, et JULES BARSE, dans le procès Gineston.

Pour paraître prochainement :

Répertoire de jurisprudence toxicologique : Recueil de toutes les questions de chimie judiciaire, de tous les travaux des auteurs reproduits en substance. Ouvrage en 4 vol. in-8°, compacte, dressé sur le plan des répertoires de jurisprudence de Sirey et de Dalloz. La table générale sera mise en vente séparément et paraîtra sous peu. A Paris, chez les mêmes libraires.

CLERMONT-FERRAND, Imprimerie de PEROL.